AF462383

DE

L'HYDARTHROSE

DANS LA PHLEGMATIA ALBA DOLENS

PAR

Albert VIELLE (Herm, Landes),
Docteur en médecine de la Faculté de Paris.

PARIS
A. PARENT, IMPRIMEUR DE LA FACULTE DE MEDECINE
29-31, RUE MONSIEUR-LE-PRINCE, 29-31
1879

DE L'HYDARTHROSE

DANS

LA PHLEGMATIA ALBA DOLENS

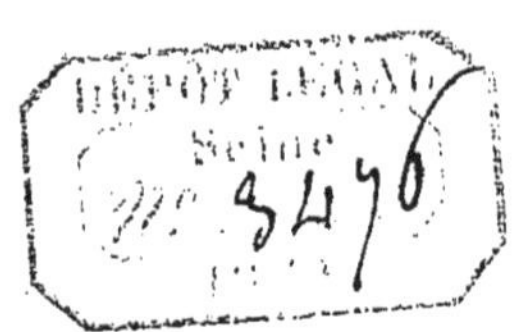

DE

L'HYDARTHROSE

DANS

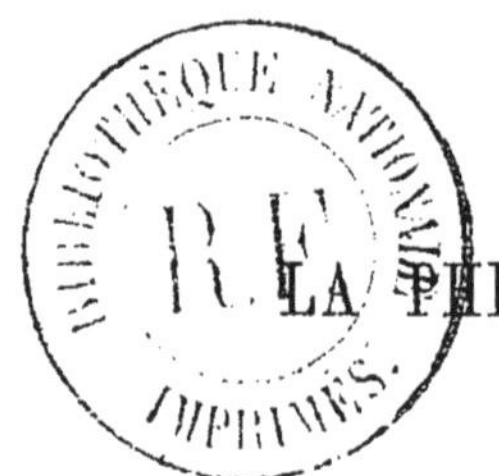

LA PHLEGMATIA ALBA DOLENS

PAR

Albert VIELLE

D'HERM (LANDES)

Docteur en médecine de la Faculté de Paris.

PARIS

A. PARENT, IMPRIMEUR DE LA FACULTE DE MEDECINE

29-31, RUE MONSIEUR-LE-PRINCE, 29-31

1879

DE L'HYDARTHROSE

DANS LA

PHLEGMATIA ALBA DOLENS

INTRODUCTION.

Le sujet de notre thèse a été inspiré par une remarquable clinique de M. le professeur Verneuil sur les hydartroses dans la phlébite. Nous avons été séduit par la nouveauté du fait, et, encouragé par cet excellent maître, nous nous sommes livré à quelques recherches sur cette question.

Nous savons que nous ne possédons ni la compétence nécessaire, ni la maturité d'esprit ainsi que l'expérience suffisantes pour traiter un tel sujet : mais ce que nous avons voulu, c'est, en accomplissant la formalité qui nous est imposée par l'Ecole, réunir dans quelques pages le petit nombre d'observations authentiques relatives à notre sujet, de façon à rendre la tâche plus facile à celui qui voudra compléter l'étude de l'hydarthrose dans la phlébite, étude que nous ne ferons qu'ébaucher, tout en nous livrant à quelques considérations générales, particulièrement sur la pathogénie de cette complication.

Nous ne parlerons point des lésions articulaires dans la phlébite survenant chez les femmes accouchées. Dans ces cas Dance (1) a signalé des artropathies constantes; on a toujours trouvé du pus dans les articulations, mais c'est là un phénomène de l'infection pyohémique.

Avant lui, Velpeau (2) avait aussi observé dans les mêmes conditions des épanchements de pus dans les articulations du bassin. Nous ne traiterons que des lésions articulaires accompagnant la phlegmatia alba dolens, soit qu'elle survienne chez des individus cachectiques, soit qu'elle se rencontre chez des gens d'apparence bien portants, que le début ait été lent, ou qu'il ait été rapide et subit.

Lorsque le début est rapide surtout dans la phlébite poplitée, nous insisterons sur la difficulté du diagnostic. A-t-on affaire à une phlébite avec hydarthrose, ou à une hydarthrose aiguë développée sans cause connue? Tel était le cas qui a fourni à M. Verneuil la matière de sa clinique. Nous mettrons en lumière les signes excellents si bien décrits par le savant chirurgien.

Nous verrons comment se comportent ces épanchements articulaires pendant la durée de la phlegmatia, les oscillations diverses qu'ils subissent et comment ils se terminent; si c'est là une complication à laquelle on ne doive point regarder, ou si, au contraire, il importe de la surveiller.

(1) Archives générales de médecine, t. XVIII et XIX, 1828, 1829.
(2) Archives générales de médecine, t. IV, 1824.

Avec le peu d'examens cadavériques que nous possédons nous tâcherons, s'il est possible, de donner une explication de ce phénomène que nous sommes porté à considérer comme presque constant dans la phlegmatia.

Enfin, nous terminerons par quelques indications thérapeutiques que nous déduirons de la forme et de la marche que suivra l'épanchement de l'article.

HISTORIQUE.

Toujours quand on a fait l'autopsie d'individus morts avec une infiltration généralisée, ou localisée à certains membres, il est probable que si l'on avait eu le soin d'examiner l'état des articulations, on y aurait trouvé un épanchement liquide. Ce point est resté dans l'ombre.

Pour ce qui est de la phlegmatia alba dolens, le fait vient à peine d'être signalé par M. Cosnard (1) dans sa thèse inaugurale. Il est vrai que dans le cas de phlébite puerpérale on a trouvé du pus dans les articulations et particulièrement dans celles du bassin. C'est là de l'infection purulente avec ses abcès métastatiques.

Dans ses intéressantes recherches sur la phlébite utérine et sur la phlébite en général, Dance (2) cite une observation d'inflammation de la veine médiane céphalique avec tuméfaction du coude : *douleur vive par la*

(1) Manifestations articulaires dans la phlegmatia alba dolens, 1878. Thèse, Paris.

(2) Archives générales de médecine, t. XIX, p. 48.

pression et par les mouvements du bras. La gêne des mouvements ne pouvait avoir lieu que par l'épanchement de liquide dans l'articulation.

Trousseau (1), dans ses remarquables cliniques de l'Hôtel-Dieu, ne signale pas non plus l'hydarthrose, non point certainement qu'elle ait échappé à l'œil attentif de ce sagace et judicieux observateur, mais parce qu'il ne lui donnait pas l'importance que ce fait méritait. En effet comment expliquer ce passage de sa leçon où il signale les douleurs articulaires en même temps que l'impossibilité d'exécuter des mouvements? Nous ne saurions mieux faire que de laisser la parole à ce maître vénéré.

« La douleur et l'engourdissement sont quelquefois (dans la phlegmatia) accompagnés de l'impossibilité d'exécuter le moindre mouvement volontaire; aussi les malades ne peuvent étendre ni fléchir les orteils, remuer la jambe ou la cuisse. Et si quelquefois il existe des *douleurs articulaires* qui rendent compte de cette immobilite des membres, dans d'autres cas où la pression ne détermine aucune douleur articulaire tout mouvement est impossible, comme s'il y avait paralysie des muscles. »

Pourquoi ce savant clinicien ne dit-il pas un mot de la fluctuation? Ce silence est regrettable. Car nous croyons qu'il est important de signaler l'hydarthrose dans la phlegmatia aussi bien au point de vue scientifique que pour la conduite à tenir dans l'intérêt du malade.

En effet si on n'était pas averti, on pourrait croire, en

(1) Cliniques de l'Hôtel-Dieu, t. III, p. 705.

se trouvant en présence d'un épanchement articulaire, que ce n'est point là le fait de la phlébite, mais simplement une affection chronique de l'articulation qui aurait pu s'aggraver sous l'influence de l'état actuel du malade.

Dans une thèse déjà ancienne, le Dr Randon du Landre (1), au chapitre Anatomie pathologique, écrivait la phrase suivante : « Les articulations du membre ont présenté des collections purulentes plus *rarement séreuses.* »

Depuis nous trouvons des observations sur les lésions articulaires signalées d'une façon nette et précise par M. Cosnard ; nous en avons déjà parlé plus haut.

La marche est ouverte : la lumière se fait autour du sujet. M. Letulle lit à la Société clinique de Paris un mémoire rempli de sept observations d'hydarthrose dans la phlegmatia ; cinq de ces observations sont consignées dans la thèse de Cosnard.

Dans la même séance, le 14 février 1878, une discussion s'engage sur le même sujet. M. Rendu déclare que si l'hydarthrose n'a pas été décrite auparavant dans les maladies du système veineux, c'est tout simplement parce qu'on ne l'avait pas recherchée. En effet, chez les cardiaques et les albuminuriques, quand il y a un épanchement de sérosité dans le tissu cellulaire, il existe en même temps du liquide dans les articulations.

Enfin pour compléter ce petit aperçu historique, nous citerons la remarquable leçon faite par le professeur Verneuil dans l'amphithéâtre de la Pitié, le 13 janvier

(1) Etude sur la phlegmatia alba dolens, 1859. Thèse, Paris.

dernier, sur l'hydarthrose dans la phlébite de la veine poplitée. Cette leçon clinique sera publiée au moment où nous présenterons notre thèse; nous engageons vivement tous ceux qui voudront étudier cette question d'une façon complète à puiser les éléments de cette étude dans l'exposé si précis et si clair de l'éminent professeur.

SYMPTOMES.

Notre intention n'est point de faire une énumération méthodique des signes et des symptômes de l'hydarthrose dans la phlegmatia alba dolens ou la phlébite.

Elle se présente avec les mêmes caractères principaux qu'elle se montre seule ou acccompagnée de phlegmatia. Il y a toutefois quelques différences, quant à son début, sa marche, sa formation et sa terminaison.

Il est des cas où l'hydarthrose apparait subitement, surtout quand il s'agit de phlébite de la veine poplitée. Le malade attire l'attention du côté de son genou à tel point qu'on croirait avoir affaire à une hydarthrose aiguë. Dans ces circonstances, on observe dans l'articulation une douleur intense due au tiraillement des ligaments par l'abondance de l'épanchement.

Si on cherche avec attention, on trouvera tous les signes de l'hydarthrose : augmentation de volume du genou, saillies de chaque côté de la rotule remplaçant les dépressions naturelles, soulèvement de la rotule, choc rotulien en même temps qu'une grande gêne pour les mouvements volontaires, quelquefois même impossibilité complète de mouvoir le membre.

On observe aussi, surtout si on examine le malade au début de l'œdème du pied, de la jambe et de la partie inférieure de la cuisse quand il ne remonte pas jusqu'au tronc, la douleur manifeste sur le trajet de la veine malade, ainsi qu'un cordon induré, quand on presse au niveau du point où s'est faite la thrombose.

Lorsqu'il s'agit de la veine poplitée, la douleur est dans le creux du jarret. Mais si l'on veut essayer d'étendre la jambe sur la cuisse, on provoque également une *douleur vive dans le mollet*, douleur qui est due au tiraillement de la veine enflammée consécutivement à la thrombose. Cette manœuvre doit être faire prudemment pour ne point faire détacher le thrombus.

D'ailleurs, dans la phlegmatia des membres inférieurs siégeant même dans la crurale, la douleur du mollet est presque constante.

Bouchut considère ce signe comme infaillible et le professeur Béhier dans une de ses leçons cliniques en 1872, insistait sur cette particularité qu'il regardait comme le symptôme pathognomonique.

Pour ce qui est de la façon dont se comporte l'hydarthrose, nous ne pouvons faire à ce sujet une étude générale. A propos de chaque observation, nous noterons les phénomènes intéressants qui y sont relatés.

Parmi les observations que nous allons réunir dans cette courte monographie, les principales sont dues : les unes au docteur Cosnard, à M. Ory (1), ancien interne,

(1) France médicale, 14 mars 1878.

à M. Letulle (1), médaille d'or des hôpitaux, 1878; les autres ont été prises dans le service de M. Verneuil.

OBSERVATION I (Dr Cosnard).

Phthisie pulmonaire. — Cavernes. — Phlegmatia alba dolens. Hydarthrose double.

Bayard, 48 ans, entre le 16 août 1877, salle Saint-Michel. A déjà été soigné au commencement de l'année dans le service. Enorme cavité sous la clavicule droite. A gauche, râles cavernuleux.

Il rentre, parce que depuis quelque temps il s'est considérablement affaibli. Expectoration abondante nummulaire.

Le 22 août. Il se plaint de *douleurs vives dans le mollet droit.* On ne sent pas de cordon veineux, mais il existe un œdème blanc douloureux assez notable au niveau du pied et du mollet : on constate l'existence d'une hydarthrose assez notable.

Le 30. L'œdème occupe les deux jambes. Hydarthrose double.

Le 2 septembre. L'œdème envahit les deux cuisses. Hydarthrose très-notable.

Le 4. La région lombaire et les parois abdominales, surtout du côté droit, sont envahies par l'œdème.

Le 6. Douleurs très-vives dans les membres inférieurs. L'œdème envahit le scrotum.

Le 11. L'œdème douloureux atteint la région axillaire du thorax. On trouve à la racine des deux membres inférieurs et sur la face antérieure de l'abdomen, de petites taches formées par des dilatations capillaires veineuses de la peau. Le malade se plaint de douleurs vives surtout prononcées à la racine de la cuisse droite.

Affaiblissement considérable.

Le 13. Eruption eczémateuse sur la racine de la cuisse droite. Eschare au sacrum.

Le 14. Le malade se plaint d'une douleur très-vive dans le genou droit. Légère hydarthrose.

Le 17. Les douleurs du genou diminuent. L'œdème est moins tendu à la racine des cuisses.

(1) France médicale, 3 avril 1878.

Le 19. L'œdème des cuisses diminue considérablement. Il n'y a plus d'hydarthrose dansles deux genoux.

Le 20. Les cuisses ont repris leur maigreur ancienne; mais les jambes sont énormément œdématiées. L'éruption eczémateuse des cuisses a gagné les jambes, et il découle une quantité notable de sérosité à la face interne des jambes par les érosions consécutives aux vésicules.

Le 22. Le malade qui s'affaiblit considérablement quitte l'hôpital mourant. Malgré l'état de cachexie profonde dans laquelle se trouve le malade, l'hydarthrose suit une marche régressive et disparaît quand l'œdème des membres inférieurs persiste encore.

Observation II (Dr Cosnard).

Tuberculose pulmonaire. — Cavernes. — Phlegmatia alba dolens. Hydarthrose double. — Arthrite sèche ancienne.

Guillemard, 52 ans, journalier, entre le 11 septembre, salle Saint-Michel, n° 2. Il se serait toujours parfaitement porté jusqu'à l'année dernière. A cette époque, il contracte une blennorrhagie et probablement aussi la syphilis, ainsi que les traces d'une éruption déjà ancienne permettent de le supposer. C'est également, au dire du malade, à ce moment qu'il commença à tousser et à s'amaigrir. Il y a six mois, première hémotypsie abondante. Il y a quatre mois environ, éruption sur les deux membres inférieurs caractérisée par des croûtes qui ont laissé des cicatrices brunâtres, déprimées à leur centre. Amaigrissement considérable depuis troismois.

A son entrée, on note les signes suivants : caverne aux deux sommets; vomissements fréquents; maigreur extrême; voix rauque; aphone par instants.

Le 18 septembre, on constate pour la première fois un œdème du pied droit, quelques douleurs spontanées peu vives au niveau du mollet, augmentées par la pression. On trouve aussi une hydarthrose légère du genou droit.

A gauche, *quelques douleurs dans le mollet*, où l'on trouve aisément un cordon veineux appréciable surtout à la partie inférieure du creux poplité. *Il n'existe pas encore d'œdème*, *ni du pied*, *ni de la jambe*. Toutefois, la rotule est légèrement soulevée, et le choc rotulien très-manifeste, bien que l'hydarthrose paraisse moins notable qu'à droite.

Le 25 septembre. L'*hydarthrose* du genou droit (côté du membre œdémateux) semble moins marquée qu'hier.

Le 27. La douleur diminue dans le mollet droit. Il existe un notable œdème du membre inférieur surtout au niveau du pied.

Cet œdème ne dépasse pas le genou. L'hydarthrose est légère. A gauche, l'hydarthrose n'augmente pas, elle est toujours moins notable qu'à droite.

Le 29. L'œdème augmente à droite. Il ne reste qu'une très-petite quantité de liquide dans le genou de ce côté. En fléchissant les deux genoux, on sent un certain nombre de craquements articulaires très-fins. Le malade se rappelle avoir jadis ressenti quelquefois de légères douleurs dans les genoux.

Le 5 octobre. L'hydarthrose persiste, peu notable dans les deux genoux. Il n'y a pas d'œdème sur le membre inférieur gauche.

Le malade s'affaiblit rapidement. Enorme souffle amphorique aux deux sommets. Expectoration abondante. Il meurt le surlendemain. Pas d'autopsie.

Une particularité intéressante et que nous retrouverons dans quelques-unes des observations qui suivront, c'est la production de l'hydarthrose avant qu'on note l'œdème du membre. En effet, pas d'œdème, ni du pied, ni de la jambe,

Alors il est permis de penser, comme l'anatomie pathologique le confirme dans quelques cas, à la phlegmatia débutant par la thrombose des veines articulaires. Ce qu'il y a de remarquable c'est à un certain moment la disparition presque complète de l'hydarthrose, puis sa réapparition, ce qui pourrait s'expliquer par la formation de caillots secondaires après résorption de la thrombose du début.

OBSERVATION III (Dr Cosnard).

Phthisie pulmonaire. — Hydropneumothorax. — Phlegmatia alba dolens double. — Hydarthrose.

Radillon, 25 ans, sellier, entre le 9 novembre 1877, salle Saint-Michel. Il tousse depuis plusieurs mois, n'a jamais eu d'hémoptysie, mais s'est fort amaigri depuis trois mois. Expectoration bondante, crachats déchiquetés. En auscultant le malade, on est surpris de trouver à gauche, depuis la clavicule jusqu'au mamelon, un souffle amphorique énorme avec tintement métallique.

Jamais le malade n'a éprouvé aucun des symptômes habituels constatés au début du pneumothorax. Il ne se rappelle pas avoir été plus malaise, il y a quelque temps. Il s'est simplement affaibli progressivement jusqu'au jour de son entrée.

Le 14 novembre. Le malade se plaint de quelques douleurs légères dans les deux mollets. On constate un œdème peu considérable des pieds, des jambes et des cuisses. Pas de cordon veineux. Hydarthrose des deux genoux.

Le 16. L'œdème a considérablement diminué aujourd'hui ; il ne se constate plus qu'aux cuisses. L'hydarthrose persiste, plus considérable dans le genou gauche qu'à droite.

Le 17. La *douleur* a disparu dans les *mollets*. L'hydarthrose est plus prononcée aujourd'hui à *droite* qu'à *gauche*. Il en est de même pour l'œdème.

Le 18. Le volume de chacun des genoux est remarquable et tranche considérablement sur la maigreur des deux membres inférieurs. L'œdème est encore très-notable aux cuisses ainsi qu'à la face interne des deux jambes. Il est plus marqué à gauche. Quelques douleurs abdominales depuis deux jours. Ascite légère.

Le 19. L'hydarthrose a très-notablement diminué à gauche. L'œdème de la cuisse paraît plus considérable.

La succussion hippocratique, perçue depuis l'entrée du malade dans le service, a disparu, ainsi que le tintement métallique. Voix rès-voilée et légèrement chevrotante au niveau de la fosse sous-épineuse.

Le 21. L'œdème persiste, l'hydarthrose demeure abondante, beaucoup plus considérable que ne le comporterait l'œdème des jambes.

Le 27. Même état. L'hydarthrose persiste dans chaque genou. L'œdème reste stationnaire.

Le 30. L'hydarthrose augmente à droite, L'œdème se prononce à gauche. Eschare apparaît à la fesse gauche.

Le 3 décembre. L'œdème peu considérable dans les deux membres est toutefois plus marquée à gauche, côté habituel du décubitus. Les hydarthroses sont peu notables. On lève un peu le malade. Affaiblissement progressif.

Le 9. Œdème mou, non douloureux, dans toute la hauteur des deux membres inférieurs, plus considérable à gauche. L'hydarthrose persiste avec ses caractères; elle paraît plus abondante dans le genou droit.

Le 15. Le malade quitte l'hôpital sur sa demande.

Il est regrettable qu'on n'ait pu suivre le malade pour savoir ce que sont devenues les deux hydarthroses du genou.

Mais ce qui est remarquable, c'est le volume excessif de l'hydarthrose en disproportion avec le volume des membres inférieurs. On voit aussi l'épanchement suivre l'œdème dans sa marche; quand l'œdème diminue, l'hydarthrose diminue quelquefois également de volume.

Observation IV (M. Letulle).

Adénie (lymphadénie). — Adénopathie trachéo-bronchique. Phlegmatia alba dolens. Hydarthrose.

Il s'agit d'un malade entré dans le service depuis plusieurs mois pour une tuméfaction du foie. Au bout de quelques semaines on découvrit des tumeurs ganglionnaires cervicales et axillaires qui augmentèrent lentement.

Dans les derniers jours de décembre 1877, de nouveaux phénomènes apparurent, dyspnée, pesanteur, constriction thoracique, épanchement pleural gauche, matité sternale, souffle bronchique. Le malade en était là dans l'évolution de sa maladie lorsque le 16 janvier il nous signale un œdème des deux membres inférieurs surtout marqué à gauche.

La pression sur les *mollets est un peu douloureuse.* Hydartrose des deux genoux plus marquée à droite. L'œdème rémonte à mi-jambe. Jamais de craquements ni de douleurs articulaires.

Le 17, l'hydarthrose augmente dans le genou droit, l'œdème gagne le tiers supérieur de la cuisse droite. Douleurs légères.

Le 19, l'œdème du membre inférieur droit augmente, surtout au niveau de la jambe. L'hydarthrose du genou droit est un peu sensible, cordon dur dans la région de l'aine en dedans de l'artère fémorale ; à gauche, léger œdème de la jambe, cordon douloureux dans l'aine, léger choc rotulien. Un ganglion inguinal gauche est douloureux.

Le 23, les veines crurales sont oblitérées et douloureuses, l'hydarthrose est peu considérable, à peu près égale des deux côtés.

Le 26, l'hydarthrose a disparu, l'œdème n'existe plus qu'à la face interne de la cuisse droite. Légère douleur persistante au niveau du *mollet* et de l'*aine.*

Le 2 février. Depuis deux ou trois jours le malade a voulu se lever ; on trouve ce soir un peu d'œdème de la jambe droite, ainsi qu'une très-légère hydarthrose.

Le 4. Dyspnée considérable, légère bouffissure de la face, des paupières de l'œil gauche.

Le 8. A en ce moment un violent accès de dyspnée, orthopnée. L'œdème du membre inférieur droit a reparu et remonte jusqu'à l'aine. Léger œdème à gauche, jambe.

Le 11, l'épuisement articulaire est très-notable à droite. l'œdème du membre est considérable, un peu douloureux dans toute l'étendue du membre : affaiblissement rapide, orthopnée.

Ici encore l'hydarthrose a disparu avant l'œdème, mais elle se montre de nouveau quatre ou cinq jours après quand le malade commet l'imprudence de se lever trop tôt. En même temps l'œdème qui n'existait plus qu'à la partie interne de la cuisse reparaît à la jambe.

Observation V (Dr Cosnard).

Phthisie pulmonaire. — Cavernes. — Phlegmatia alba dolens. Craquements articulaires. — Hydarthrose. — Mort. — Autopsie.

Lablanche (Louis), 49 ans, cordonnier, èntré le 1er octobre 1877, salle Saint-Michel, n° 21, pour une tuberculose avancée, est un homme pâle et maigre, très-affaibli par une toux opiniâtre et par la fièvre hectique.

Le 13 octobre, le malade, qui souffrait depuis six ou sept jours de quelques douleurs *sourdes dans les mollets*, s'aperçoit aujourd'hui pour la première fois d'un œdème notable des deux pieds et de la main gauche. On constate l'existence d'un œdème blanc un peu douloureux des deux membres inférieurs. Cet œdème est plus notable à gauche, car la cuisse est envahie dans sa région déclive. Toutefois la cuisse droite est aussi un peu œdématiée à la racine du membre au-dessous de la fesse.

On trouve, en même temps, une hydarthrose double peu considérable, plus marquée à gauche, où la pression est un peu douloureuse.

Interrogé sur ses antécédents, le malade nous déclare n'avoir jamais souffert de douleurs articulaires dans les genoux. Cependant les mouvements d'extension et de flexion déterminent dans les deux genoux, surtout à gauche, quelques craquements secs très-appréciables. De même pour la hanche gauche.

Léger œdéme des mains ; craquements assez gros dans les articulations du poignet et de l'épaule, à droite.

16. L'œdème des membres inférieurs a considérablement diminué. On ne le retrouve plus aux jambes. Cependant il persiste encore aux cuisses.

L'hydarthrose est moins marquée à gauche qu'à droite. Le soir le malade est pris d'un accès de dyspnée très-violente.

Râles muqueux et sous-crépitants, disséminés, surtout abondants à gauche, où ils voilent les signes cavitaires du sommet.

Le 17. L'œdème des jambes a complétement disparu ainsi qu'au niveau des cuisses. L'hydarthrose persiste plus notable dans le genou droit. Léger œdème des pieds.

Le malade meurt subitement le soir.

Autopsie. — Les genoux sont le siége d'une hydarthrose notable.

Le liquide épanché dans les articulations est jaune clair, filant : c'est du liquide synovial en abondance; on peut évaluer à 23 grammes environ la quantité de liquide épanché dans les genoux.

Le cartilage du condyle externe du fémur est un peu irrégulier, rayé dans le sens antéro-postérieur, mais la lésion paraît tout à fait superficielle.

Sur des coupes perpendiculaires à la surface libre du cartilage et passant par les dépressions, on voit que la couche superficielle du cartilage, fortement colorée en rouge par le picro-carminate, présente une substance fondamentale d'apparence un peu striée parallèlement à la surface. Les chondroplastes les plus superficiels sont normaux. En somme, l'arthrite sèche, si tant est qu'elle existe, est à peine appréciable.

La synoviale au pourtour de la ratule paraît un peu vascularisée et notablement épaissie.

Les veines du mollet contiennent quelques caillots cruoriques récents, très-fluides. Ces caillots ne sont en aucun point très-adhérents aux parois veineuses.

La saphène est vide de sang.

Les lésions, on le voit, étaient à peine marquées. Les veinules péri-articulaires, entre autres celles qui accompagnent les artères articulaires inférieures, ne sont pas remplies de sang.

On trouve bien de l'épanchement dans le genou. Mais le résultat est négatif pour ce qui est de la thrombose des veines articulaires qui a dû exister au début.

Observation VI (Dr Ory).

Phlegmatia alba dolens chez une nouvelle accouchée. Hydarthrose.

Une jeune femme de 24 ans, multipare, était accouchée à terme le 1er novembre 1876. Malgré de graves complications durant la grossesse (vomissements incoercibles à la deuxième période durant le quatrième mois), l'enfant était venu à terme et bien portant, l'accouchement avait été règulier. La malade se considérait comme rétablie le quinzième jour après l'accouchement.

Or, le 25 novembre, j'étais appelé auprès d'elle pour combattre une métrorrhagie assez abondante et de plus une *phlegmatia alba dolens* de tout le membre inférieur gauche. Depuis la veille, à la suite d'excès de toute nature, cette jeune dame accusait des élancements très-douloureux dans le pied, le *mollet* et la cuisse gauche. Le plus léger mouvement, un simple frottement de la peau réveillait cette douleur. On constatait un gonflement œdémateux de tout le membre, depuis le pied jusqu'à la hanche.

Il n'y avait pas de rougeur à la peau; mais, bien qu'on ne perçût pas de cordons vasculaires nettement indurés, une pression, même peu marquée, au niveau du triangle de Scarpa, arrachait des cris de douleur; la fosse iliaque gauche était également très-sensible.

Une potion calmante, un lavement laudanisé, des onctions faites très-légèrement avec un liniment laudanisé et le baume tranquille, enfin l'application méthodique d'une bande roulée par-dessus un manchon de ouate, tels furent avec le repos au lit, les moyens employés. La métrorrhagie cessa le troisième jour, et tout en continuant le même traitement local, j'administrai les toniques sous diverses formes.

Le 18 décembre 1876, j'examinai la jambe de la malade, et je constatais la diminution de l'œdème blanc, qui ne persistait plus que dans les parties les plus déclives du membre, lorsque je fus frappé par l'augmentation de volume persistant au niveau du cou-de-pied et du genou. Si je pouvais conserver quelques doutes sur l'existence du liquide dans l'articulatipn tibio-tarsienne (la saillie de chaque côté du tendon d'Achille pouvant être en partie du moins attribuée aux tissus péri-articulaires), il était au contraire facile de reconnaître les signes d'hydarthrose du genou. La distension des culs-de-sac synoviaux autour de la rotule, puis la production du choc rotulien, mettaient hors de doute l'existence du liquide. De plus, la pression au niveau de l'insertion des ligaments (partie interne) causait de la douleur; les mouvements de flexion étaient très-difficiles.

Le 27 décembre. L'état général était très-bon, l'œdème du membre avait disparu ainsi que la douleur et le gonflement de l'articulation tibio-tarsienne, mais le liquide de l'articulation du genou n'était pas encore complétement résorbé, bien que, sous l'influence du repos, de la compression, de badigeonnages de teinture d'iode et d'un large vésicatoire volant, il eût grandement diminué. Ainsi, l'hydarthrose du genou a été constatée dans le cours d'une phlegmatia alba dolens.

Le gonflement de l'articulation tibio-tarsienne reconnaît aussi probablement pour cause la présence du liquide intra-articulaire. Les antécédents de la malade sont absoluments négatifs au sujet de manifestations arthritiques pour elle, pour ses ascendants. Les articulations des autres membres sont restées saines.

Nous rapprocherons de cette observation le fait très-intéressant rapporté par M. le Dr Bottentuit à la Société clinique de Paris dans la séance du 14 février 1878.

« Il s'agit d'une femme enceinte qui est prise de phlegmatia alba dolens des quatre membres, l'hydarthrose est manifestement reconnue dans les articulations des membres inférieurs.

Des attaques d'éclampsie se déclarent, la femme accouche d'un enfant mort. Mais tout ne se termine pas là Des complications thoraciques surviennent, pleurésie, je crois même pneumonie.

Comme dernière complication on observe de la gangrène de la peau d'un talon.

En résumé, la malade guérit de tous ses accidents, ainsi que de l'hydarthrose qui a nécessité un long traitement, par la compression méthodique, par les badigeonnages de teinture d'iode, par les vésicatoires.

Toniques comme traitement général. »

Observation VII (Dr Ory).

Œdème blanc du membre inférieur. — Hydarthrose du genou. Complication cardiaque et pulmonaire. — Guérison.

Le 6 janvier 1877, je fus appelé auprès de M. L..., âgé de 60 ans, qui souffrait, disait-il, depuis la veille et éprouvait une très-grande *gêne des mouvements* du membre inférieur gauche. Ce malade a présenté, il y a un an, des accidents de myélite aiguë dont il paraît guéri actuellement. Il a souvent remarqué dans ses urines des dépôts rouges briquetés, mais il n'a jamais eu d'attaques de goutte ou de rhumatisme.

Ayant fait coucher mon malade, je constatai un œdème considérable de tout le membre ; la peau était excessivement tendue : ce membre était cyanosé, froid, et même au niveau des follicules pileux il y avait de petites ecchymoses ponctuées. Le malade n'accusait pas une douleur aiguë, mais seulement un peu de fourmillement dans le pied et le *mollet* gauche. A la pression, on éveillait de la douleur, surtout au niveau du triangle de Scarpa.

Mon excellent maître, M. le professeur Hardy, appelé en consultation pour éclairer l'étiologie de ce mal subit, pensa qu'on pouvait rattacher cet œdème soit à la compression déterminée par une hypertrophie ganglionnaire que l'on constatait dans le pli inguinal, soit à l'état général du malade : la goutte.

Le 10 janvier, sous l'influence du repos de la compression méthodique l'œdème avait notablement diminué ; depuis deux jours, le malade se plaignait avec persistance de souffrir dans le genou ; j'examinai attentivement cette articulation, et je constatai facilement que la rotule était soulevée par la présence de liquide intra-articulaire.

On produisait sans peine le choc rotulien, les culs-de-sac synoviaux étaient distendus. Ces signes devinrent de plus en plus distincts les jours suivants à mesure que l'œdème blanc disparaissait. Au niveau de l'articulation tibio-tarsienne, il y avait simplement de l'empâtement des tissus.

Le 25 janvier. Malgré les applications réitérées de teinture d'iode, la compression par un bandage roulé, le repos au lit, l'hydarthrose du genou persistait ; aucune manifestation rhumatismale dans les articulations des autres membres.

Le 30 janvier. Depuis trois jours, troubles cardiaques, bruits de piaulement, intermittence des battements, syncope et apoplexie pulmonaire d'abord du côté droit et à la base, puis aux deux bases. — Ipéca à doses nauséeuses, puis digitale, gouttes de teinture.

Le 3 mars. Le malade, complétement remis de ses complications thoraciques depuis plusieurs jours, ne peut marcher dans sa chambre sans avoir la jambe bandée ; on constate la persistance d'une petite quantité de liquide dans le genou gauche et un relâchement manifeste des ligaments articulaires.

Cette observation pourrait presque rentrer dans le cadre des phlébites dites rhumatismales. L'impuissance de la marche si on ne bande le genou est due au relâchement des ligaments et à la faiblesse du triceps fémoral, atrophie produite par l'immobilité prolongée. Dans ces cas, on se trouverait loin de l'application des courants électriques.

Observation VIII (Dr Ory).

La nommée Hyacinthe Geff, âgée de 29 ans, couturière, sans antécédents morbides, était couchée au n° 13 de la salle Sainte-Rose, dans le service de M. le professeur Trélat, à la Charité. Elle avait été opérée le 25 janvier 1877 d'un ganglion de l'aisselle, lorsque le 12 février, sans cause connue, se déclara un œdème blanc douloureux, d'abord limité au pied et à la jambe gauche, puis, le lendemain, remontant jusqu'au pli inguinal.

Je vis pour la première fois cette malade le 16 février, c'est-à-dire le quatorzième jour de l'œdème. J'examinai le genou, il n'y avait pas trace d'épanchement. Le pied était très-douloureux. Je priai mon ami et collègue Marot de surveiller attentivement les articulations de cette malade, et lorsque je revins à la Charité, le 28 février, il m'apprit que depuis le 24 février il avait constaté un épanchement synovial dans le genou. Nous reconnûmes, en outre, très-aisement, une saillie notable des culs-de-sac inférieurs de chaque côte du ligament rotulien, puis la possibilité de déplacer la rotule latéralement dans une grande étendue (ce qui prouve un relâchement des ligaments). Je n'ai pas pu percevoir nettement le choc rotulien.

Pas de frottement, pas de douleur au niveau des insertions ligamenteuses.

Par contre, sur les parties latérales du tendon d'Achille, outre une saillie très-marquée due aux culs-de-sac articulaires de l'articulation tibio-tarsienne gauche, on provoque de la douleur à la pression au-dessous et en arrière de la malléole externe.

La malade a toujours été maintenue au lit, le membre comprimé méthodiquement dans un appareil ouaté.

Il est fâcheux au point de vue de la marche de l'hydarthrose que cette observation ne soit point complète.

Observation IX (inédite).

Tuberculose pulmonaire. — Phlegmatia alba dolens. — Hydarthrose de l'articulation tibio-tarsienne droite.

Au n° 7 de la salle Saint-Landry, dans le service de M. Raynaud, à Lariboisière, est couché le nommé G. Lebreton, fleuriste, âgé de 50 ans.

Ce malade présente la cachexie tuberculeuse à son degré le plus avancé : ongles hippocratiques, hémoptysies nombreuses, crachats nummulaires, purulents. D'immenses cavernes occupent le sommet de ses deux poumons ; les lésions sont plus prononcées à droite qu'à gauche.

Il y a environ dix jours, le 9 février 1877, le malade se plaignait de *douleurs vives dans le mollet*, douleurs qui se faisaient surtout sentir quand il appuyait le pied par terre, dans la marche ou la station debout. Il se produit alors un mouvement d'extension du pied sur la jambe, d'où tiraillement des veines du mollet.

Par la palpation et la pression, on provoque de la douleur dans la masse des muscles du mollet, au niveau de l'anneau du soléaire.

Le pied est œdématié, ainsi que le cou-de-pied. L'œdème remonte à 4 ou 5 centimètres au-dessus des malléoles. On voit de chaque côté du tendon d'Achille les dépresssions naturelles remplacées par des saillies, ce qui pourrait être dû à l'infiltration péri-articulaire. Mais ce qui nous conduit à admettre l'existence de liquide dans l'articulation, c'est d'abord la difficulté et la gêne qu'éprouve le malade quand on veut lui faire exécuter des mouvements volonlaires ou communiqués. Ensuite, ce qui nous confirme dans cette opinion, c'est la sensation de fluctuation sur la partie antérieure de l'article ; s'il y avait de l'œdème seulement, on n'obtiendrait par la pression au milieu des tissus infiltrés que la dépression caractéristique en godet.

L'état du membre inférieur reste stationnaire et le malade meurt huit jours plus tard, emporté par la tuberculose pulmonaire.

L'autopsie n'a pu être faite, ce qui est regrettable. On aurait certainement constaté la présence de liquide dans l'articulation.

Observation X.

(Communiquée par M. Berdinel, interne des hôpitaux.)

Fièvre typhoïde ataxique. — Phlegmatia alba dolens. — Hydarthrose.

Lapierre (Joseph), 33 ans, entre le 10 août 1877 à l'hôpital de la Pitié, salle Sainte-Marthe, n° 29, service de M. le Dr Desnos.

Fièvre typhoïde grave à forme ataxique. Deux rechutes sévères par excès d'alimentation.

La seconde ligne, une entéro-colite avec diarrhée persistante.

Etat de cachexie très-marquée. Bronchite persistante avec prédominance des bruits morbides dans les fosses sous-épineuses. Au cœur, souffle systolique à la pointe et souffle diastolique à la base.

Pas d'albuminurie dans les urines.

Le 15 octobre, phlegmatia alba dolens de la jambe gauche. Œdème considérable, douleur sur le trajet de la saphène. En même temps hydarthrose très-marquée du genou gauche, sans aucune douleur.

Un peu d'œdème des malléoles du côté droit, léger épanchement du genou droit, sans aucune douleur.

Le 1er novembre, œdème considérable de la jambe droite; l'hydarthrose de ce côté a crû en proportion; elle demeure indolore.

Du côté gauche, l'œdème remonte jusqu'aux parois abdominales. L'hydarthrose reste stationnaire et indolore.

Cette observation insérée dans la thèse de Cosnard est des plus instructives. Elle montre les phlegmatia survenant dans le cours d'une fièvre typhoïde et de plus le passage de l'hydarthrose à l'état chronique. L'œdème également persiste soit sous l'influence d'une oblitération considérablement étendue des veines de la région, soit par suite de la cachexie profonde où est tombé le sujet. L'hydarthrose est sationnaire comme l'œdème.

Observation XI.

(M. le professeur Verneuil.)

Un jeune homme de 30 ans, grand, bien bâti, et jouissant à l'ordinaire d'une bonne santé, fut admis à l'hôpital Lariboisière, vers 1866, atteint d'hydarthrose du genou.

Le mal datait de plus d'une semaine et s'était notablement amendé ; il avait débuté probablement à la suite d'un refroidissement, d'une manière brusque, et acquis d'emblée une grande intensité. Le malade s'était soigné chez lui par le repos et les cataplasmes, mais voyant que son genou restait volumineux et que la marche était très-difficile, il s'était décidé à entrer à l'hôpital.

Je constatai sans peine la présence d'un épanchement articulaire considéràble et remarquai en même temps un certain degré d'œdème occupant la jambe et toute la région du genou.

Le patient m'apprit que ce phénomène avait été beaucoup plus marqué au début et qu'il s'exagérait quand la jambe était pendante.

Cela attira mon atttention du côté des vaisseaux et me conduisit à examiner le creux poplité.

La palpation y était douloureuse encore, il s'y faisait percevoir un ampâtement profond ; c'était, du reste, en ce point, que la souffrance avait débuté et qu'elle avait acquis toute sa violence.

Je diagnostiquai, en conséquence, une hydarthrose symptomatique d'une phlébite de la veine poplitée. Je n'ai pas présent à l'esprit les moyens thérapeutiques que je mis en usage, mais je me souviens que la guérison s'effectua et que le malade quitta le service avec un bas élastique.

Sans doute le bas élastique étant destiné à lutter contre la *phlebectasie* qu'on rencontre quelquefois après l'obstruction de la veine poplitée.

Observation XII.

(M. le professeur Verneuil. Leçon clinique recueillie par M. Weiss, interne).

Phlébite spontanée de la veine poplitée gauche. Hydarthrose aiguë du genou.

Fosse, Louis, 43 ans, tourneur en bronze, entre à la Pitié, salle Saint-Louis, n° 50, le 3 janvier 1879. C'est un homme de haute taille, bien découplé, bien musclé, et qui a toujours joui d'une bonne santé, à peine troublée de temps en temps par de légères douleurs rhumatismales et par une syphilis à forme bénigne.

Le 26 décembre, sans cause connue, il a été pris au milieu de la nuit d'une douleur très-violente dans le creux du jarret gauche avec frisson intense et prolongé; quelques frictions n'amenèrent point de soulagement et le reste de la nuit se passa sans sommeil. Le lendemain matin, Fosse constata que le genou était notablement gonflé.

Loin de s'amender, les symptômes généraux et locaux augmentèrent plutôt les jours suivants. Le 30 décembre la jambe et le pied se tuméfient à leur tour. Fièvre, soif, anorexie, sensibilité extrême du genou, mouvements impossibles ; c'est alors que le malade entre à l'hôpital.

A la visite du 4 janvier, voici ce que l'on observe : genou gauche légèrement fléchi, très-gonflé à sa partie antérieure comme dans l'hydarthrose aiguë ; constatation facile d'un épanchement abondant dans la jointure, œdème considérable du pied, de la jambe, des téguments du genou et du tiers inférieur de la cuisse. Rien à la partie supérieure du membre, point d'adénopathie inguinale.

Les mouvements sont gênés et pénibles. La pression n'est douloureuse ni au pied, ni à la jambe, ni à la partie antérieure du genou; elle est pénible au niveau de l'insertion des ligaments latéraux, comme du reste dans toutes les hydarthroses. En revanche, et le patient appelle lui-même l'attention de ce côté, le moindre attouchement dans le jarret provoque de vives souffrances.

Nous vérifions le fait et percevons aisément l'existence dans le creux poplité d'un cordon cylindrique, du volume du petit doigt, affectant les rapports et la direction des vaisseaux poplités et particulièrement sensible au contact.

La sensibilité se prolonge en bas jusqu'à l'anneau du troisième adducteur. La peau est pâle sans traînées lymphatiques, sans dilatations veineuses récentes ou anciennes; on parvient à sentir les battements de la pédieuse, mais l'œdème masque ceux de la tibiale postérieure ; au pli de l'aine la fémorale paraît légèrement indemne comme si elle était déjà athéromateuse.

A la simple inspection du membre et à la limitation de l'œdème, je fus frappé de la ressemblance de ce cas avec ceux que j'avais précédemment observés; je soupçonnai donc l'existence d'une phlébite de la veine poplitée et énonçai devant l'assistance cette hypothèse que les explorations ultérieures devaient aussitôt confirmer.

La *cause* restait seule obscure. Le malade n'était point cachectique, n'avait pas été exposé au froid trop intense, ni à des fatigues excessives. Aucune violence n'avait atteint la veine enflammée ; il ne restait que les antécédents rhumatismaux et l'existence possible d'un athérome de l'artère poplitée avec lésion de voisinage de la veine satellite.

Quoi qu'il en soit de l'étiologie, l'indication thérapeutique restait formelle. Le membre fut placé dans une gouttière sans être toutefois porté dans l'extension complète, cette attitude exerçant sur la veine poplitée une traction douloureuse. La gouttière de son côté fut placée un peu obliquement de façon que le pied fût plus élevé que le genou de quelques centimètres et le genou aussi plus élevé que la cuisse.

Frictions matin et soir avec l'onguent napolitain belladoné sur les parties antérieures et latérales de l'articulation, cataplasme émollient en permanence; régime léger, bouillons, potages, extrait thébaïque, un purgatif salin, etc.

Ces moyens calmèrent les douleurs, mais non la fièvre qui persista plusieurs jours encore ; le thermomètre montait le soir à 39°,4.

Au bout de trois jours il fallut suspendre les frictions mercurielles à cause d'une salivation commençante qui fut du reste rapidement arrêtée par le chlorate de potasse.

Le 25 janvier, l'amélioration était sensible de tous côtés ; l'œdème du pied, de la jambe et de la cuisse avait disparu, l'hydarthrose seule persistait. On ne voyait toutefois en aucun point du membre les dilatations veineuses superficielles indiquer le rétablissement de la circulation collatérale.

On pouvait croire la guérison assurée, quand vers la fin du mois survint une recrudescence locale assez inquiétante.

Le genou se tuméfia considérablement et devint douloureux au toucher dans toute son étendue. La fièvre, le malaise reparurent et nous pûmes craindre la suppuration de la jointure.

Des vésicatoires volants, des badigeonnages de teinture d'iode, le sulfate de quinine à l'intérieur, conjurèrent le danger et à partir du 15 février, le mal alla en décroissant.

Dans les premiers jours de mars on remplaça la gouttière par des attelles plâtrées assurant l'immobilité du membre, mais permettant au malade de se mouvoir plus aisément dans son lit.

Aujourd'hui la santé générale est bonne et les douleurs ont disparu. Toutefois le genou est légèrement empâté. On peut faire exécuter à la rotule quelques petits mouvements latéraux laissant espérer pour plus tard le retour de la mobilité normale.

Le malade commence à se lever sur une chaise ; nous lui permettrons prochainement de marcher avec des béquilles ; les attelles plâtrées restent toujours en place.

On n'aperçoit pas encore de varices en aucun point du membre.

Le malade était syphilitique. Or, nous savons que l'hydarthrose aiguë peut se montrer sous l'influence de cette maladie de même que pour la scrofule. Jules Cloquet (1) exprime à ce sujet l'opinion du docteur Russel. « Dans certains cas, l'hydarthrose dépendant de la syphilis ou de la scrofule peut revêtir la forme aiguë, présenter des symptômes fébriles et prendre le caractère d'une fluxion critique. »

Ici le doute n'est pas permis, l'existence de la phlébite était trop nette pour qu'on ne voie point là une re-

(1) J. Cloquet. Hydarthrose. Dictionnaire de médecine, 1837.

lation de cause à effet et non point le fait d'une simple coïncidence.

A un certain moment, cet épanchement a failli se transformer en arthrite aiguë ou ostéo-arthrite ; mais une médication vigoureuse a triomphé de cette funeste complication.

ANATOMIE PATHOLOGIQUE.

L'obstruction des conduits veineux a été signalée depuis longtemps comme cause de la phlegmatia dans l'œdème généralisé ou partiel, quand il ne s'agit point de maladies du cœur arrivées à leur dernière période, l'asystolie. La ligature d'une veine importante produit aussi l'œdème tout comme la thrombose.

Nous avons peu de choses à dire. Les lésions anatomiques que nous pourrions citer en outre de l'épanchement dans l'articulation, synovial presque toujours, purulent quelquefois, ces lésions seront signalées dans les observations qui vont suivre. On rencontre la thrombose des veines articulaires et péri-articulaires (leur trajet dans le tissu fibreux et ligamenteux les y dispose particulièrement) ; la thrombose de la veine poplitée dont la structure ressemble beaucoup à celle des artères ; les érosions des cartilages, signes d'une arthrite ancienne.

Nous croyons inutile d'insister davantage sur ces caractères anatomiques dont nous nous servirons pour faire comprendre le mécanisme de production de l'hydarthrose. Quant à la thrombose elle se développe dans une condition particulière du liquide circulatoire, condition qui peut être réalisée dans plusieurs circonstances et dont nous n'avons pas à nous occuper ici, n'ayant en vue qu'une de ses complications, l'épanchement articulaire.

Observation XIII (M. Verneuil).

Guyot (Jean), matelassier, entre à l'hôpital Lariboisière le 23 décembre 1867.

La nuit précédente, il a été brusquement réveillé par une douleur vive au niveau du genou.

Le 24. Au matin, voici ce que nous trouvons : articulation tuméfiée et remplie de liquide comme dans l'hydarthrose ; pied et jambe œdématiés ; réseau de veines dilatées sillonnant le pourtour de la jointure ; rougeur de la peau, sensibilité à la pression quand on cherche la fluctuation ; douleurs surtout très-vives au niveau du creux poplité et constatation en ce point d'un cordon dur, rectiligne, du volume du doigt, remontant jusqu'à l'anneau du troisième adducteur.

L'état général est mauvais ; le malade est très-maigre, d'apparence cachectique, et de plus en proie à la misère ; il tousse depuis longtemps : à l'auscultation et à la percussion on reconnaît l'existence aux sommets, mais surtont à gauche, d'excavations tuberculeuses. Peau chaude, pouls petit et fréquent, agitation causée par la douleur qu'exaspèrent les moindres mouvements du membre.

Je diagnostiquai une phlébite spontanée de la veine poplitée, née sous l'influence de la cachexie tuberculeuse, comme cela s'observe d'ordinaire dans les veines du mollet.

Le pronostic est très-grave.

Je prescris l'immobilisation du membre dans une gouttière, les onctions sur le genou avec l'onguent napolitain belladoné et les cataplasmes ; à l'intérieur, les narcotiques.

Le 25. On n'observe pas d'amélioration, ni dans l'état local, ni dans l'état général. Le réseau veineux superficiel seul a disparu.

Le 26, au soir, la mort arrive.

Autopsie. — Dans la veine saphène interne, caillot mou, noir, diffluent, de date récente. La veine poplitée à sa partie supérieure renferme un caillot long de 2 centimètres, solide, déjà un peu décoloré et tranchant ainsi par sa teinte avec des caillots plus mous, plus noirs, plus libres, en un mot, plus récents, qui remplissent les veines articulaires jumelles et tibiale postérieure, le caillot adhère fortement à la paroi veineuse, laquelle toutefois ne semble pas enflammée, ni altérée d'une façon quelconque. La veine poplitée ainsi remplie n'a pas beaucoup augmenté de volume.

En ouvrant l'articulation, au lieu d'un épanchement synovial, on trouve une collection de pus séreux et mal lié.

Dans la cavité thoracique, pleurésie suppurée à gauche, simples adhérences anciennes à droite. Aux deux sommets, des cavernes de petites dimensions. La rate est petite ; le foie ne présente rien de remarquable.

Cette observation est complète au point de vue de l'anatomie pathologique. On y trouve l'obstruction des veines articulaires jumelles de la veine poplitée et de la veine tibiale postérieure. La transformation de l'hydarthrose est due à l'état général, très-mauvais, du malade. D'ailleurs il avait une tendance à la suppuration. N'a-t-on pas trouvé chez lui une pleurésie purulente?

Observation XIV (M. Letulle).

Cancer de l'estomac. — Phlébite spontanée du membre inférieur gauche. — Epanchement purulent du genou gauche. — Thrombose veineuse du membre inférieur droit.

Femme de 40 ans, entrée le 1er février 1876, et malade depuis quatre mois. La malade a commencé par des vomissements alimentaires apparaissant environ quatre heures après le repas. Il y a cinq jours, premier vomissement noir : marc de café.

Douleurs épigastriques, point dorsal. Femme très-maigre, fort affaiblie. On trouve au-dessus de l'ombilic une tumeur peu sensible à la palpation, débordant un peu l'hypochondre gauche.

6 février. La malade est prise d'un long frisson qui a duré près de deux heures. Douleurs assez vives dans le côté gauche. Ballonnement du ventre. Rien dans le poumon.

Le 7. Langue un peu sèche. La malade est très-pâle. Nouveaux frissonnements, fièvre vive. Vomissements quotidiens. La malade ressent une *douleur très-intense dans le mollet droit*, sur le trajet d'un cordon sous-cutané, très-douleureux au toucher.

Diagnostic. Phlébite. — Le 8. Mêmes douleurs. Pas d'œdème du pied. *Mollet toujours douloureux.* Nouveaux frissons, soif vive. Vomissements toutes les quatre ou cinq heures, pénibles.

Le soir, douleurs violentes dans le genou droit, qui est très-gonflé, *fluctuant;* le *mollet gauche est douloureux* aujourd'hui. La malade a eu à l'âge de 28 ans quelques douleurs rhumatismales.

Le 9. Souffrance très-grande la nuit dernière dans le genou. La fièvre persiste, 40°,4.

Les mollets sont moins douloureux. Léger œdème des pieds. Matières noires dans les selles diarrhéiques.

Le 13. Tous les soirs, la malade a 40°. Elle se plaint incessamment de son genou. L'œdème augmente dans le membre inférieur gauche; les vomissements ont cessé.

Le 14. Douleur persistante dans la jambe, descend jusqu'au talon à droite. Genou tendu et très-sensible.

Le 16. Rétention d'urine. Mêmes phénomènes douloureux. Fièvre persistante, oscillant entre 39 et 40°.

Le 19. Douleurs excessives dans la jambe et le genou gauche. Le membre inférieur droit, au contraire, n'est plus douloureux. La malade se meut facilement.

Le 24. Affaiblissement extrême, dyspnée. L'œdème a reparu dans les deux membres.

La malade meurt le 26.

Autopsie. — Cancer de l'estomac ulcéré au niveau du pylore. Propagation au foie. L'articulation du genou droit est remplie de pus. La collection purulente a fusé le long des muscles de la cuisse jusque vers le tiers inférieur du fémur. L'examen des veines des membres a montré des caillots anciens sur toute l'étendue des membres inférieurs.

La première manifestation de la phlegmatia est la douleur dans le mollet en même temps qu'on sent un cordon veineux dur et douloureux. La douleur excessive du genou n'est-elle point expliquée par la production du pus dans l'articulation ?

Une lacune regrettable, c'est que l'on ne spécifie point s'il y avait des caillots dans les veines articulaires, quoique les lésions que l'on a trouvées soient suffisantes pour expliquer l'hydarthrose. La circulation en retour était partout gênée. La dernière période de cachexie cancéreuse dans laquelle se trouvait le malade rend compte de la purulence de l'épanchement articulaire.

Observation XV (Dr Cosnard).

Tuberculose pulmonaire. — Cachexie tuberculeuse. — Phlegmatia alba dolens double. — Hydarthrose. — Arthrite sèche ancienne. — Autopsie.

Poiret, 42 ans. entré le 20 septembre, salle Saint-Michel, n° 20, hôpital de la Pitié, service de M. le docteur Gombault.

Tousse depuis longues années, n'a jamais eu d'hémoptysie. Souffle caverneux au sommet gauche sous la clavicule. Râles sous-crépitants fins dans la moitié supérieure du poumon droit.

Le 18 octobre, le malade s'affaiblit notablement. Depuis deux ou trois jours il y a de l'œdème des deux jambes, hydarthrose notable dans les deux genoux, plus prononcée à droite. De ce côté, côté, au niveau du mollet, on *sent des cordons veineux*.

Les deux genoux sont douloureux surtout le droit. L'œdème des téguments n'est pas très-prononcée.

Le 19. L'hydarthrose persiste à droite où elle reste *très-douloureuse*. A gauche, elle a diminué considérablement, et le genou n'est plus douloureux.

Le 21. L'hydarthrose gauche augmente et devient douloureuse. L'œdème gagne la cuisse droite.

Le 23. L'œdème n'augmente pas. Une large ulcération se forme au niveau du trachanter droit, le malade ne pouvant dormir que de ce côté.

Le 25. La jambe droite est légèrement fléchie. L'œdème augmente au niveau de la jambe droite. Il a disparu presque complètement à gauche. L'hydarthrose n'augmente pas, le genou ne paraît pas douloureux. Amaigrissement très-marqué.

Le 27. L'hydarthrose a beaucoup diminué dans le genou droit. L'œdème envahit le pied et la jambe gauches. Pas de douleurs.

Le 28, matin. Deux heures avant la mort : il existe une légère hydarthrose dans le genou gauche. Le genou droit augmente, il est toujours douloureux. Le malade meurt à midi,

Autopsie. — Les veines du mollet droit sont remplies par des caillots plus ou moins récents qui remontent par la veine tibiale. postérieure jusque dans la poplité. On ne peut les suivre au-delà, Toutefois on peut constater que les *veinules profondes* les plus petites *sont oblitérées* pour la plupart.

On suit en particulier la *thrombose veineuse dans une veinule* qui, satellite de l'artère articulaire inférieure et interne, se loge à la partie [postérieure, dans l'espace situé entre le condyle interne et le tibia. De même en dehors pour les quelques *veines péri-articulaires externes*. On ne trouve pas la veine articulaire.

L'articulation renferme une quantité notable de liquide séreux, filant, jaune citrin, rappelant la synovie, 40 grammes environ.

Les caillots paraissent très-adhérents au niveau de la veine poplitée et dans la tibiale postérieure.

La synoviale est un peu vascularisée sur quelques points, surtout au niveau du cul-de-sac sous-tricipital.

Le cartilage qui tapisse la partie interne de la rotule est irrégulier, comme érodé, rougeâtre. Même aspect de la partie la plus saillante du cartilage qui tapisse la face inférieure du condyle interne fémoral. C'est une surface érodée sur une largeur de 5 à 6 mil., blanchâtre, autour duquel le cartilage paraît craquelé.

Sur le condyle interne du tibia, près de l'épine, dans un point correspondant, au moment de l'extension, à la surface érodée du condyle, autre érosion un peu villeuse.

Œdème considérable péri-articulaire.

A gauche, les caillots n'occupent que les veines musculaires et et s'arrêtent brusquement dans la veine tibiale postérieure.

Lésions cartilagineuses moins avancées, mais analogues au niveau du condyle interne du fémur. Quantité peu considérable de liquide dans l'articulation. Légère vascularisation de la synoviale.

Dans les poumons, outre les lésions caractéristiques d'une tuberculose avancée arrivée à la fonte purulente on trouve au niveau de la partie supérieure du lobe inférieur, berd postérieur, bord postérieur du poumon gauche, un petit noyau de gangrène sous-pleurale, de la grosseur d'une noix.

L'érosion du cartilage se lie très-bien avec l'existence d'une lésion articulaire ancienne, arthrite sèche. Mais ce qui nous intéresse plus particulièrement c'est la thrombose, des veines articulaires et péri-articulaires. C'est là la condition la plus favorable pour la production de l'hydarthrose et si les caillots qui obstruent les conduits veineux ne se résorbent, l'épanchement peut persister indéfiniment, l'état chronique est constitué.

DIAGNOSTIC.

Pas plus que pour l'hydarthrose simple, le diagnostic ne présente de difficultés.

Le seul cas où le doute pourrait exister et où l'hésitation est permise ne se rencontre que quand les symptômes articulaires dominent la scène, comme dans l'observation recueillie dans le service de M. Verneuil. (Observation XII.)

Il serait encore possible d'hésiter pour le diagnostic différentiel quand on a affaire à un individu rhumatisant qui ne présente de manifestations arthritiques que dans une seule articulation. En effet, on peut voir ces arthrites rhumatismales avec épanchement s'accompagner de phlébite. Les observations consignées dans l'excellente thèse de Lelong (1), interne des hôpitaux, sont toutes probantes à ce sujet.

(1) Phlébite rhumatismale, 1869, Paris.

Il faut interroger le malade sur ses antécédents héréditaires et s'informer quelle est l'affection qui a débuté la première. Dans le rhumatisme, en effet, la phlébite est consécutive à l'arthrite, tandis que dans la phlegmatia, l'hydarthrose vient en second lieu, rarement en même temps qu'elle.

Dans les articulations où la présence du liquide est assez difficile à reconnaître, le diagnostic peut s'en ressentir. L'observation VII du docteur Lair (2) est remarquable à ce sujet :

OBSERVATION XVI (Dr Lair).

Tuberculose pulmonaire. — Thrombose double des veines du coude. Guérison.

Amélie L..., 36 ans, tousse depuis de longues années. A son entrée à l'hôpital (10 novembre), signes de tuberculose arrivée à la troisième période. De plus, cette malade se plaint de douleurs très-vives dans les *articulations du coude.* Celles-ci sont rouges, gonflées et fort douloureuses. Elles sont déformées. Le gonflement s'étend à un travers de main au-dessus de l'interligne articulaire et se termine en décroissant à la région anti-brachiale. La rougeur est assez intense, et à la main on trouve une légère augmentation de température. La douleur vive s'exaspère par les *mouvements volontaires* ou *communiqués.*

Les coudes sont dans la demi-flexion; l'extension est impossible ; *aucun œdème des mains.*

On diagnostique arthrite des articulations huméro-cubitales.

Tous ces symptômes durent quelques jours sans présenter aucun changement notable.

Le 16 novembre, nous crûmes sentir à travers le gonflement une certaine résistance plus considérable sur le trajet d'une veine du pli du coude. Mais ce ne fut que le 18 qu'on put manifestement

(2) Des coagulations du sang dans le système veineux. Thèse Paris, 1875.

reconnaître l'existence d'une coagulation veineuse sur le bras gauche.

L'œdème étant moins dur et se laissant déprimer facilement, la région étant moins douloureuse, on trouve à l'avant-bras gauche, dans la région postéro-interne, sur le trajet des radiales avant leur anastomose avec la veine médiane céphalique, un cordon dur, résistant et douloureux à la pression.

Cette coagulation a une longeur de 6 centimètres. Sa grosseur peut être comparée à une plume de pigeon. Son volume est plus considérable à la partie médiane qu'à ses extrémités, ce qui donne à cette coagulation un aspect fusiforme.

Sur le trajet des cubitales, on sent une induration de la veine dans un point circonscrit. Cette induration, qui n'a que 1 centimètre à 1 centimètre et demi, roule dans le doigt et sous la peau, à laquelle elle n'adhère pas. Elle reste douloureuse à une pression un peu forte,

Il existe une certaine rougeur snr le trajet des veines coagulées. Le coude reste toujours gonflé. La malade se plaint d'éprouver une *grande gêne et des douleurs dans les mouvements*. On ne peut sentir ni la céphalique ni la basilique Pas d'œdème des mains.

Au bras droit, les veines radiales sont le siége d'une coagulation peu étendue ; la thrombose est fusiforme et paraît occuper les points similaires du bras gauche. L'œdème de l'articulation a diminué ; la flexion et l'extension sont difficiles.

Le 24. L'œdème paraît augmenter dans la région articulaire du coude.

On regrette, en face d'une observation prise avec autant de soin, de ne pas voir noté l'état de l'articulation. Ce qui pourrait nous faire croire à la thrombose des veines péri-articulaires seulement, c'est que l'œdème n'existait qu'au niveau du coude ; la main et la partie inférieure de l'avant-bras ne présentaient pas le moindre gonflement. Mais l'existence de la tuméfaction et la douleur des mouvements nous montrent qu'il y avait de l'hydarthrose qui a été confondue au début avec l'arthrite. Il suffit de signaler cette erreur pour qu'avec un peu d'attention on parvienne à l'éviter. Plus d'hésitation quand apparaissent les cordons veineux. Cette observation ressemble de tous points à celle de Dance (1).

ÉTIOLOGIE. — PATHOGÉNIE.

Nous ne considérons que l'hydarthrose se produisant sous l'influence de la phlébite. Dans quelques cas, il est vrai, il peut y avoir concomitance entre l'affection articulaire et la maladie hydropique, mais alors il est difficile de démêler ce qui appartient à chacune des deux affections. Nous citerons à l'appui de cette manière de voir l'opinion de Follin (2). Voici comment se prononce cet auteur : « Dans certains cas, d'ailleurs assez rares, on trouve l'hydarthrose en même temps qu'une autre hydropisie, l'œdème d'un membre, par exemple ; et souvent il est difficile de déterminer s'il existe une cause générale produisant simultanément ces deux hydropisies, ou s'il ne s'agit que d'une simple coïncidence. »

Dans presque toutes nos observations, les maladies sont cachectiques ou bien atteints de maladie aiguë quand ils ne sont pas infectés d'une maladie constitutionnelle : ce sont les individus qui sont frappés tout d'un coup par la thrombose veineuse. Il n'est pas dans le plan de notre thèse d'expliquer comment se produit le thrombus par anémie idiopathique ou symptomatique, par ralentissement ou obstacle à la circulation sanguine, par altération du sang (excès de fibrine ; rhu-

(1) Loc. cit.

(2) Pathologie externe, t. III, p. 15.

matisme, pneumonie, fièvre typhoïde, observation X de Berdinel), même sous l'influence de la chlorose, comme Trousseau en rapporte un cas emprunté à la thèse de son élève Werner (2).

La pathogénie de l'hydarthrose se déduit naturellement des quelques examens cadavériques que nous possédons. La circulation en retour de l'articulation du genou est empêchée par la thrombose des veines articulaires ou gênée par l'oblitération seulement de la veine poplitée, de sorte que l'absorption du liquide synovial n'est plus en rapport avec l'exhalation. Il en résulte un épanchement de liquide plus ou moins abondant. La veine poplitée étant obstruée et recevant les tibiales antérieure et postérieure, il ne reste que la veine saphène interne pour la circulation en retour du pied. Cela peut suffire qnand l'individu est au repos et rendre compte de la disparition de l'œdème du pied et de la partie inférieure de la jambe, tandis que l'hydarthrose ne subit aucun mouvement de régression.

En dehors de la phlegmatia, l'hydarthrose peut se produire quand on exerce une compression trop forte sur un membre, de façon à compromettre la circulation veineuse.

Je citerai pour preuve l'observation V, publiée par mon ami, le Dr Lafargue (1), dans sa thèse inaugurale. Il s'agit d'un enfant de 2 ans, entré dans le service de M. Lannelongue, à l'hôpital Sainte-Eugénie, pour une fracture de la cuisse droite produite par le passage d'une

(1) De la phlegmatia alba dolens. Paris. 1860, n° 89.
(2) Lafargue. Arthropathies du genou, 1878, p. 18.

roue de voiture. Le membre fut mis dans un appareil, et l'enfant succomba le vingt-cinquième jour après son entrée.

A l'autopsie, on trouve un épanchement de liquide transparent dans l'articulation tibio-tarsienne, du côté de la fracture ; le pied et le cou-de-pied sont œdématiés; l'hydarthrose est attribuée à la constriction trop forte exercée par l'appareil.

L'hydarthrose pourrait aussi se produire par un autre mécanisme. Lorsque l'œdème d'un membre est considérable, il peut se faire une transsudation du liquide périarticulaire dans l'articulation. Mais l'explication ne serait point suffisante pour les cas où l'hydarthrose apparaît en même temps que la phlébite.

Lorsque les caillots primitifs des veines articulaires sont résorbés et que l'épanchement se reproduit, la meilleure hypothèse que l'on puisse faire pour se rendre compte de la réapparition du liquide, c'est de penser qu'il s'est formé dans ces veines des caillots secondaires.

En résumé, nous croyons que toujours l'hydarthrose dans la phlegmatia est d'origine mécanique.

PRONOSTIC.

Le pronostic est variable suivant qu'on envisage l'hydarthrose survenant dans la phlegmatia des cachectiques, ou la phlébite qui se rencontre chez des individus, convalescents de maladie aiguë, ou bien portants.

Dans le premier cas, l'hydarthrose n'est qu'un épiphénomène qui doit à peine attirer l'attention du médecin ; c'est une simple curiosité pathologique, un épisode morbide de la terminaison fatale de la cachexie cancéreuse, tuberculeuse ou autre.

Mais quand il s'agit de l'hydarthrose survenant chez des individus dont la vie n'est pas en danger, il importe davantage de savoir qu'elle peut être la façon dont se comportera cette complication.

En général, la lésion articulaire après avoir subi des oscillations diverses rentre dans l'ordre lorsque disparaît la phlegmatia. Mais si l'individu présente un vice constitutionnel, scrofule ou syphilis, rhumatisme, etc., la question change de face. On peut observer, en effet, le relâchement des ligaments, l'ankylose, l'arthrite simple l'arthrite purulente, peut-être la tumeur blanche, toutes complications qui ne font qu'aggraver le pronostic ordinairement si simple de la phlegmatia.

Mais il suffit que ce mode de terminaison puisse se présenter pour qu'on y songe et qu'on fasse ses réserves sur l'évolution dc l'hydarthrose. Il est bon de s'assurer aussi si le malade ne présentait pas, au moment où il a été atteint, des lésions articulaires chroniques : ce serait là un obstacle à la résorption de l'épanchement. Il faut également tenir compte de l'état puerpéral quand la phlegmatia se présente chez la femme enceinte. Personne n'ignore maintenant l'influence nocive de la grossesse sur les états morbides concomitants. Nous citerons le fait de la malade de M. Bottentuit et l'observation VI du docteur Ory.

D'une façon générale, le pronostic doit être réservé.

Il faut penser aussi à la *prédisposition aux varices*

que laissent après elles certaines phlébites, en particulier la phlébite de la veine poplitée. Le fait que nous rapportons plus loin en parlant du traitement de l'hydarthrose n'implique pas le moindre doute.

TRAITEMENT.

La plupart du temps on n'a pas grand'chose à faire pour faire disparaître l'hydarthrose. Souvent l'épanchement s'est dissipé tandis que l'œdème persiste encore. Même alors il faut favoriser la circulation collatérale par des émollients légèrement narcotiques, par la flanelle, les cataplasmes anglais (Gosselin), l'immobilisation.

D'autres fois, au contraire, quand l'hydarthrose persiste après la disparition de la phlegmatia, il faut la traiter comme on ferait de la même affection isolée: compression méthodique, repos au lit, badigeonnages de teinture d'iode. Mais si l'épanchement résistait à ces moyens, on peut recourir et avec succès aux vésicatoires répétés tous les deux ou trois jours en divers endroits, de façon à pouvoir les continuer longtemps.

Dans quelques circonstances l'état chronique s'établit pour ainsi dire d'emblée et aucun traitement ne semble venir à bout de l'hydarthrose.

Si on craignait l'ankylose par trop longue immobilité de l'articulation, par la naissance et l'organisation de fausses membranes dans l'intérieur du liquide, par l'infiltration de produits plastiques dans le tissu péri-articulaire on pourrait avoir recours aux pointes ou raies de feu, au fer rouge ou au thermo-cautère. C'est là un excellent moyen et qui produit de très-heureux résultats.

Lorsque le liquide ne se résorbe pas, on pourrait en dernier ressort se servir de la ponction aspiratrice avec injection de teinture d'iode dans l'articulation : iode, 2 grammes; iodure de potassium, 4 grammes; eau, 16 grammes.

On peut également se servir d'eau alcoolisée. Mais on ne doit injecter qu'une quantité de liquide égale à celle que l'on vient de retirer.

L'inflammation produite par le liquide injecté, succédant à l'irritation première, ne tarde pas à se manifester. On traite alors l'arthrite aiguë. Il ne faut point oublier que J. Roux, dans un cas, a vu l'inflammation amener la suppuration de l'articulation. Malgré cela, le malade guérit.

Sous l'influence de l'état général du malade, l'hydarthrose peut dégénérer, sans que le traitement intervienne, en arthrite purulente avec inflammation et suppuration du cartilage et des os. Il se manifeste des abcès auxquels succèdent des trajets et des ulcères fistuleux. C'est là une complication fâcheuse contre laquelle il y a peu à lutter et qui ne peut que hâter la terminaison fatale.

Il est d'autres cas où, l'hydarthrose ayant duré longtemps sans manifestations inflammatoires, on observe le relâchement des ligaments se traduisant par des mouvements de latéralité, par l'impossibilité presque complète d'étendre la jambe sur la cuisse (relâchement du tendon rotulien et atrophie du triceps fémoral sous l'influence de l'immobilité).

Le malade se trouvera bien de porter pour la marche une genouillère en coutil ou en flanelle pour lutter contre la puissance de flexion. En même temps il ne serait pas inutile de soumettre ses muscles à *l'influence des courants électriques.*

Pour ce qui est de la laxité des ligaments nous croyons à une certaine action des douches locales et, avec le professeur Verneuil, si le malade pouvait se transporter sur le bord de la mer, nous lui conseillerons d'exposer son genou aux coups répétés de la lame, chaque jour pendant dix à quinze minutes.

Dans le cas où la phlébite survient chez un individu bien portant, il ne serait pas inutile de recommander le port d'un bas élastique, car la phlegmatia de la veine poplitée, prédispose aux varices du membre inférieur. Nous ne citerons pour preuve que le malade envoyé chez M. Verneuil par M. Védrènes médecin principal à l'hôpital militaire de Vincennes.

« C'est un jeune homme de 23 ans, artilleur, qui, il y
« a six ans, dans la convalescence d'une maladie aiguë
« pleurésie probablement, fut atteint de phlébite de la
« veine poplitée. Aujourd'hui on sent de l'empâtement
« dans la jambe gauche qui est presque doublée de
« volume. Le pied est plus sensible au froid et pré-
« sente de l'œdème lorsque le malade marche trop ou
« qu'il reste longtemps à cheval. »

Lorsque la guérison de l'hydarthrose est complète, il reste souvent une raideur considérable dans le membre, raideur tenant à la rigidité des parties molles et au défaut de mouvement. Elle cède facilement au temps et aux *légers mouvements* qu'on rend insensiblement plus grands et plus répétés (il vaut mieux laisser faire le malade seul), aux applications émollientes et aux bains.

Si l'état général n'était pas trop grave, dans le cas d'arthrite purulente ou de tumeur blanche, comme ressource ultime, on pourrait proposer l'amputation pour tâcher de prolonger l'existence si menacée du malade?

Nous avons indiqué les divers traitements locaux signalés par les auteurs les plus recommandables pour l'hydarthrose. Nous ne pouvons nous empêcher de citer le professeur Gosselin.

Mais ne pourrait-on pas dans le cas actuel, de phlegmatia avec hydarthrose, en même temps qu'au traitement local, avoir recours à un traitement général basé sur la pathogénie de la maladie première?

Pourquoi ne donnerait-on pas les alcalins, les iodures alcalins, iodure de potassium, le carbonate et l'acétate depotassium qui agiraient en enlevant au sang sa plasticité?

Randon du Landre (1) note trois succès obtenus par M. Bacon. Ce médecin aurait observé l'arrêt de la phlegmatia en usant largement des alcalins.

C'est un résultat qui ne peut recevoir sa confirmation que par l'expérience.

(1) Loc. cit.

CONCLUSIONS.

Nons terminerons cette étude si courte de l'hydarthrose dans la phlébite spontanée par quelques conclusions que nous croyons pouvoir déduire logiquement des observations que nous avons publiées. La plupart d'entre elles avaient déjà été émises sous toutes réserves par M. Letulle à la Société clinique de Paris.

I. La phlegmatia alba dolens s'accompagne d'hydarthrose dans les articulations qui sont sous la dépendance pour la circulation en retour, de la veine thrombosée.

II. L'épanchement présente une marche variable, disparaissant généralement avec l'œdème des parties molles, quelquefois se résorbant pour se reproduire de nouveau d'autres fois enfin, circonstance fâcheuse, menaçant de se transformer en arthrite aiguë ou même purulente, qu'on ne parvient pas toujours à juguler par une médication appropriée.

III. L'hydrathrose aiguë, rapide, serait expliquée par la thrombose des veines articulaires, et surtout de la veine poplitée.

IV. Le pronostic de cette complication articulaire dans la phlegmatia doit être réservé pour les raisons que nous avons indiquées plus haut.

V. Nous croyons, quoique des observations plus nombreuses soient nécessaires pour prouver le fait que nous avançons, nous croyons que la phlébite de la veine poplitée peut amener ultérieurement des varices dans le membre inférieur, témoin l'artilleur dont, en peu de mots, nous avons raconté l'histoire.

VI. Nous avons peu de chose à dire de l'hydarthrose dans la phlegmatia des femmes en couches. Dans les deux seules observations que nous rapportons plus haut (Dr Ory et Dr Bottentuit) (1), la terminaison de l'épanchement a été des plus heureuses.

(1) Loc. cit., p. 19, § 21.

Paris. — A. PARENT, imprimeur de la Faculté de Médecine, rue M.-le-Prince, 29-31.

www.ingramcontent.com/pod-product-compliance
Ingram Content Group UK Ltd.
Pitfield, Milton Keynes, MK11 3LW, UK
UKHW021023200726
13857UKWH00004B/1543

9 782013 045360